ALIMENTOS BÁSICOS ESSENCIAIS PARA UMA BOA ALIMENTAÇÃO

MELHORAR A SUA SAÚDE COM OS NUTRIENTES DE QUE O SEU ORGANISMO REALMENTE NECESSITA, PROTEÍNAS, HIDRATOS DE CARBONO, GORDURAS

Jessy M. Brown

Primeira Edição

Tabela de Conteúdos

INTRODUÇÃO

A alimentação saudável não é sobre doutrinas rígidas de nutrição, ser irrealisticamente magro ou privar-se do alimento que você ama. Em vez disso, trata-se de sentir-se bem, ser mais vigoroso e manter-se o mais saudável possível, o que pode ser conseguido aprendendo alguns conceitos básicos de nutrição e usando-os de uma forma que funcione para você.

A alimentação saudável começa com a aprendizagem de como "comer de forma inteligente", não apenas o que se come, mas como se come. Suas escolhas alimentares podem reduzir o risco de doenças como doenças cardíacas, câncer e diabetes, além de combater a depressão.

Além disso, aprender hábitos alimentares inteligentes pode aumentar sua energia, aumentar sua memória e estabilizar seu humor. Você pode expandir sua gama de opções de alimentos saudáveis e aprender a planejar com antecedência para produzir e manter uma dieta gratificante e inteligente.

CAPÍTULO I:
BECOME SMARTER

Em vez de se preocupar muito com a contagem de calorias ou avaliar o tamanho das porções, considere sua dieta em termos de cor, variedade e frescor; então deve ser mais fácil fazer escolhas saudáveis. Concentre-se em descobrir os alimentos que você gosta e receitas simples que incorporam um par de ingredientes frescos. Pouco a pouco, a sua dieta tornar-se-á mais saudável e mais deliciosa.

Cozinhar com ingredientes fáceis traz-te de volta aos ingredientes alimentares básicos, a forma como a avó os cozinhava. Usando ingredientes simples em suas receitas da refeição, você pode limitar ou eliminar o efeito negativo de alimentos processados e carregados de produtos químicos sobre você e seus entes queridos.

Um cozimento saudável com ingredientes fáceis requer um pouco de planejamento antecipado para organizar sua cozinha. Hoje em dia temos vidas ocupadas, por isso a última coisa que queremos fazer é adicionar mais tempo às nossas agendas ocupadas, é por isso que precisa de planear tornar a sua cozinha mais eficiente e reduzir o seu tempo de compras.

Uma das primeiras coisas que você quererá realizar é olhar através de sua cozinha e estudar todas suas etiquetas do alimento, uma vez que você começa aos alimentos que são saudáveis para você você pôde querer fazer uma lista de o que você necessitará terminar o trabalho de remodelar sua cozinha.

Com ingredientes básicos fáceis de manusear, você pode fazer rapidamente uma variedade de diferentes alimentos que são rápidos e saudáveis.

Há muitos alimentos básicos que você pode armazenar em sua despensa

- ✓ Grãos inteiros
- ✓ Feijão seco
- ✓ Edulcorantes naturais
- ✓ Óleos benéficos e gorduras boas
- ✓ Especiarias secas

Existem muitos alimentos básicos que pode armazenar no seu congelador

- ✓ Vegetais
- ✓ Frutas e bagas
- ✓ Carnes e caldos
- ✓ Queijo

Comece lentamente e faça mudanças nos seus hábitos alimentares ao longo do tempo.

Tentar tornar a sua dieta saudável durante a noite não é nem realista nem brilhante. Alterar tudo ao mesmo tempo geralmente leva a enganar ou abandonar o seu plano de alimentação fresca.

Dê pequenos passos, como adicionar uma salada (cheia de vegetais coloridos) à sua dieta uma vez por dia ou mudar de manteiga para azeite de oliva enquanto cozinha. À medida que as suas pequenas alterações se tornam um hábito, pode continuar a adicionar mais escolhas saudáveis à sua dieta.

Cada alteração que fizer para melhorar a sua dieta é importante. Você não tem que ser perfeito e não tem que eliminar totalmente os alimentos que você gosta para ter uma dieta inteligente. O objectivo a longo prazo é sentir-se bem, ter mais energia e diminuir o risco de cancro e doenças. Não deixe que os seus tropeços o perturbem - todas as escolhas alimentares saudáveis que fizer são importantes.

Considere água e exercício

- ***Água***

A água ajuda a eliminar resíduos e toxinas dos nossos sistemas. No entanto, muitas pessoas devido à desidratação sentem muita fadiga, baixa energia e dores de cabeça. É comum confundir sede com fome, por isso, manter-se bem hidratado também o ajudará a fazer escolhas alimentares mais inteligentes.

- ***Atividade física***

Encontre algo ativo que você gosta de fazer e adicione-o ao seu dia, assim como você adicionaria vegetais saudáveis, cranberries ou salmão. Os benefícios da atividade física ao longo da vida são abundantes, e o exercício físico regular pode até motivá-lo a fazer escolhas alimentares saudáveis um hábito.

CAPÍTULO II: COMO MANTER UM EQUILÍBRIO NA DIETA?

As pessoas pensam muitas vezes que a alimentação inteligente é uma proposta de tudo ou nada, mas uma das principais bases de qualquer dieta saudável é a moderação. Apesar do que as dietas da moda fazem você pensar, todos nós precisamos de um equilíbrio de carboidratos, proteínas, gorduras, fibras, vitaminas e minerais para manter um corpo saudável.

Se você proibir determinados alimentos ou grupos do alimento, é natural querer aqueles alimentos mais e sentir-se então como um loser se você der dentro à tentação.

Se você se sente atraído por alimentos doces, salgados ou insalubres, comece por reduzir o tamanho das porções e não comê-las com tanta frequência. Mais tarde você pode encontrar-se ansiando por eles menos ou pensando neles como indulgências ocasionais.

Os alimentos saudáveis são cruciais para manter uma dieta e um estilo de vida saudáveis. Os tempos mudaram e há muitas escolhas alimentares nutritivas disponíveis.

- ***Lembras-te da Pirâmide dos Alimentos?***

A antiga pirâmide alimentar do USDA mudou. Nós sempre o reconhecemos como os 6 grupos de alimentos básicos. Ele foi adaptado e agora tem 5 grupos básicos que incluem grãos integrais, sementes, nozes e óleos vegetais.

Gorduras, óleos e doces

✓ Fontes saudáveis de gordura são nozes, peixe e óleos vegetais.

✓ Reduza a margarina, a manteiga, a banha e os alimentos que a contenham. Isto reduz as gorduras sólidas.

✓ Use sódio, gorduras trans e gorduras saturadas com moderação.

✓ Devem ser utilizados óleos insaturados, como azeite ou óleo de girassol.

✓ Carne, aves de capoeira, peixe, ovos, feijões secos e frutas de casca rija

✓ Use cortes magros de carne.

✓ Escolha mais peixes, feijões, ervilhas, nozes e sementes.

Baseado numa dieta de 2.000 calorias, você comeria 5 1/2 onças por dia.

Leite, iogurte, queijo e produtos

lácteos

Escolha sortimentos com baixo teor de gordura, como leite desnatado, leitelho magro, iogurte e queijos com baixo teor de gordura. Tofu e soja são opções de primeira classe.

Com base em uma dieta de 2000 calorias, você consumiria 3 xícaras por dia.

Fruta

✓ Você é capaz de usar todos os tipos de frutas. Podem ser congelados, secos e frescos.

✓ As frutas são baixas em gordura, contêm fibras, minerais e vitaminas. Eles também ajudam a refrear o gosto por doces!

Baseado em uma dieta de 2000 calorias, você comeria 2 xícaras de fruta por dia.

Vegetais

Escolha mais vegetais de folhas verdes escuras como brócolos e espinafres.

✓ Escolha batatas doces, cenouras e outros vegetais.

✓ Remover as ervilhas e os feijões secos, como as lentilhas e os feijões de rim ou os feijões pinto.

Baseado em uma dieta de 2000 calorias você consumiria 2 xícaras e meia por dia.

Grãos

✓ Escolha grãos integrais, pães, bolachas, arroz ou massas. Coma um mínimo de 3 onças por dia. Estes são carregados com carboidratos complexos e fibras.

✓ Uma fatia de pão é cerca de uma onça, 1 tigela (cerca de uma xícara) de cereais matinais, 1/2 bagel ou muffin inglês, 1/2 xícara de massa ou arroz.

Com base numa dieta de 2.000 calorias, você comeria 6 onças por dia.

É crucial que escolha alimentos saudáveis de cada grupo para obter os nutrientes que o seu corpo necessita.

- *Pense em porções menores.*

O tamanho das porções tem aumentado ultimamente, especialmente em restaurantes. Ao comer fora, escolha uma entrada em vez de um prato principal, partilhe um prato com um amigo e não peça nada grande. Em casa, use pratos menores, considere os tamanhos das porções em termos realistas, e comece com pouco.

As sugestões visuais podem ajudar com o tamanho das porções; a sua dose de carne, peixe ou frango deve ser do tamanho de um baralho de cartas. Uma colher de chá de óleo ou molho é do tamanho de uma caixa de fósforos e sua fatia de pão deve ser do tamanho de uma caixa de CD.

CAPÍTULO III:
A CHAVE ESTÁ NO PEQUENO-ALMOÇO.

Coma com outros sempre que possível. Comer com os outros tem inúmeras vantagens sociais e emocionais, especialmente para as crianças, e permite modelar hábitos alimentares saudáveis. Comer na frente da TV ou do computador muitas vezes leva a um excesso de comida sem sentido.

Mastigue a comida lentamente, saboreando cada mordida. Tendemos a apressar as nossas refeições, esquecendo realmente de provar os sabores e sentir as texturas do que está na nossa boca. Reconecte-se com o prazer de comer.

Pergunte-se se tem mesmo fome, ou

beba um copo de água para ver se tem sede em vez de ter fome. Durante uma refeição, pare de comer antes de se sentir cheio. Na verdade, leva alguns minutos para o cérebro dizer ao seu corpo que você teve uma dieta adequada, então coma devagar.

- **Café da manhã e comer refeições mais leves durante todo o dia.**

Um pequeno-almoço saudável pode impulsionar o seu metabolismo, e comer refeições pequenas e saudáveis durante todo o dia (em vez das três refeições grandes padrão) mantém a sua energia e metabolismo no caminho certo.

O café da manhã é realmente importante em qualquer programa de perda de peso. Um pequeno-almoço em boa forma é realmente a refeição mais importante do dia.

Uma refeição matinal bem equilibrada e nutritiva mantém os seus níveis de energia no seu máximo.

- Aumente os seus esforços para perder peso. Pesquisas mostram que as pessoas que tomam café da manhã têm mais sucesso em perder peso e manter essa perda de peso.

- Aguça o teu cérebro. Comedores de café da manhã em forma estarão mais atentos do que aqueles que começam o dia com uma refeição rica em gordura.

- Proteja o seu sistema circulatório. Um estudo descobriu que as pessoas que tomavam o pequeno-almoço com proteínas de alta qualidade e hidratos de carbono de boa qualidade, em vez de cereais refinados, tinham um menor risco de doença cardíaca.

- Aumente o seu sistema imunitário, queime gordura e adicione músculo. Um bom pequeno-almoço irá ajudá-lo a começar o dia com nutrientes essenciais para adicionar músculo magro, queimar gordura e recuperar desses exercícios

19

intensos, bem como fortalecer o seu sistema imunitário e mantê-lo livre de doenças.

Comer o que você quiser para o café da manhã não lhe dará os benefícios de bem-estar mencionados acima. Saltar o pequeno-almoço ou comer alimentos insalubres pode fazer com que envelheça muito mais depressa. Comer um bom pequeno-almoço saudável irá melhorar a sua saúde, melhorar o seu corpo, melhorar a sua qualidade de vida e adicionar anos à sua vida.

- **Alimentos Saudáveis para o Pequeno Almoço**

Aveia rolada, linhaça, mirtilos e amêndoas. Para mim, este é um pequeno-almoço incrível. A aveia em flocos é provavelmente a escolha mais saudável, mas se você estiver com pressa, o tipo instantâneo de farinha de aveia estará bem (não tem tanta fibra, mas os ingredientes extras compõem para ele).

Depois de bombardear a aveia, adicione a semente de linhaça moída, mirtilos congelados e amêndoas fatiadas. Você pode adicionar um pouco de canela e mel (não muito) se você estiver usando flocos de aveia. São 4 alimentos poderosos, cheios de fibras, nutrientes, proteínas e gorduras saudáveis, com apenas alguns minutos de preparação. E muito saboroso!

Qualquer cereal integral de alta fibra é uma boa escolha. Coloque leite magro ou leite de soja, talvez algumas bagas, se quiser.

Tofu mexido. Mais saudáveis que os ovos mexidos. Coloque algumas cebolas, pimentos verdes ou outros vegetais, um pouco de molho de soja light ou tamari, talvez um pouco de alho em pó, e pimenta preta, salteie com um pouco de azeite. Coma com torradas de trigo integral. Rápido e delicioso.

Bagas frescas, iogurte e granola. Obtenha iogurte com baixo teor de gordura ou iogurte de soja; apanhe algumas bagas ou frutas extra e adicione um cereal saudável.

Toranja com torrada de trigo integral e manteiga de amêndoa. Adicione um pouco de açúcar em cima da toranja. A manteiga de amêndoa é melhor para si do que a manteiga de amendoim, porque contém muitas proteínas que o mantêm saciado.

Salada de fruta fresca. Pique algumas maçãs, melões, bagas, laranjas, pêras, bananas, uvas.... ou o que quer que suas frutas favoritas sejam. Adicione um pouco de limão ou sumo de limão.

Batido de proteínas. Use proteína de soja em pó, mas o leitelho também funciona bem. Misture com leite magro ou leite de soja, alguns mirtilos congelados, e talvez um pouco de manteiga de amêndoa ou farinha de aveia. Isso pode parecer estranho, mas é muito fixe, e um recheio bonito. Um pouco de semente de linho moída também funciona bem.

Ovos com pimentos. As claras de ovo
são mais saudáveis do que as gemas de
ovo. Acrescente um pouco de azeite,
pimentos vermelhos e verdes, talvez
brócolos, cebolas e pimenta preta. Podes
combiná-lo com torradas de trigo integral.

Queijo cottage e fruta. Arranja queijo
cottage com baixo teor de gordura.
Adicione qualquer tipo de fruta. Maçãs,
citrinos, bagas, etc. Misture e divirta-se!

- ***Coma frutas e legumes de
  todas as cores***

Coma um arco-íris de frutas e legumes
todos os dias, quanto mais brilhante
melhor. As frutas e verduras são a base
de uma dieta saudável: são baixas em
calorias e densas em nutrientes, o que
significa que estão repletas de vitaminas,
minerais, antioxidantes e fibras.

As frutas e legumes devem fazer parte
de cada refeição e a sua primeira escolha

para um lanche - procure um limite inferior de 5 porções por dia. Os antioxidantes e os nutrientes extra nos frutos e vegetais ajudam a proteger contra determinados tipos de cancro e outras doenças.

Frutas e vegetais mais brilhantes e de cor mais profunda têm concentrações mais altas de vitaminas, minerais e antioxidantes, e cores sortidas proporcionam uma variedade de benefícios. Algumas opções excelentes são:

- ***Vegetais verdes:***

Os vegetais estão cheios de cálcio, magnésio, ferro, potássio, zinco, vitaminas A, C, E e K, e ajudam a fortalecer o sangue e os sistemas respiratórios. Seja aventureiro com os seus vegetais e diversifique para além da alface verde escura e brilhante; couve, folhas de mostarda, brócolos, couve chinesa são apenas algumas das opções.

- **Legumes doces:**

Naturalmente, os vegetais doces trazem uma doçura saudável às suas refeições e reduzem os seus desejos por doces extra. Exemplos de vegetais doces incluem milho, cenoura, beterraba, batata doce, abóbora de inverno e cebola.

- **Frutas:**

Uma ampla variedade de frutas é igualmente vital para uma dieta saudável. A fruta fornece fibras, vitaminas e antioxidantes. Bagas lutam contra o câncer, maçãs fornecem fibras, laranjas e mangas fornecem vitamina C, e assim por diante.

Não se esqueça de comprar produtos frescos e locais, se possível.

CAPÍTULO IV: HIDRATOS DE CARBONO E GRÃOS INTEIROS

Escolha carboidratos saudáveis e fontes de fibra, particularmente grãos integrais, para uma energia duradoura. Além de deliciosos e agradáveis, os grãos integrais são ricos em fotoquímicos e antioxidantes, que ajudam a proteger contra doenças coronárias, especialmente câncer e diabetes. Estudos têm mostrado que as pessoas que comem mais grãos integrais tendem a ter um coração mais saudável.

Carboidratos saudáveis
(ocasionalmente conhecidos como bons carboidratos) incluem grãos integrais,

feijões, frutas e vegetais. Carboidratos saudáveis são digeridos lentamente, ajudando você a se sentir mais completo por mais tempo e mantendo os níveis de glicose e insulina no sangue estáveis.

Carboidratos insalubres (ou ruins) são alimentos como farinha branca, açúcar refinado e arroz branco que foram despojados de todo farelo, fibra e nutrientes. Carboidratos insalubres são rapidamente digeridos e causam picos de glicose no sangue e níveis de energia.

- **Como consumir carboidratos mais saudáveis?**

Inclua um sortimento de grãos integrais em sua dieta saudável, incluindo trigo integral, arroz integral, painço, quinoa e cevada. Experimente grãos diferentes para descobrir seus favoritos.

Certifica-te de que estás mesmo a receber grãos inteiros. Note que as palavras ground stone, multigrain, 100% trigo ou farelo podem ser enganosas.

Procure as palavras "cereais integrais" ou "100% trigo integral" no topo da lista de ingredientes. Nos Estados Unidos, verificar a existência de selos de grãos integrais que diferenciem os grãos integrais parciais dos grãos integrais a 100%.

Afasta-te de mim: Alimentos refinados, como pães, massas e cereais matinais que não são grãos integrais.

❖ *Receita de Salada de Pão Italiano com Grão Inteiro*

Este prato camponês italiano é nada mais que pão duro, tomate e azeite, mas eu gosto de acrescentar algo crocante e verde. É também um bom veículo para sobras de legumes grelhados, como beringelas, cogumelos ou courgettes, ou para ovos cozidos ou anchovas. Se os tomates não estiverem na estação, experimente a versão de frutos secos abaixo.

✓ 8 onças de pão integral (4 fatias grossas)

✓ 4 talos de aipo ou 1 bolbo de funcho pequeno, cortado em fatias finas

✓ 1/4 xícara (chá) de azeite de oliva

✓ 2 colheres de sopa de vinagre balsâmico

✓ 1 1/2 libra de tomates maduros, sem sementes e picados

✓ 1/2 cebola vermelha, em rodelas finas

✓ Sal e pimenta preta

✓ 1/2 xícara (chá) de manjericão fresco picado

Preparação

Aquecer o forno a 400 F. Coloque o pão num tabuleiro de ir ao forno e assar, virando uma ou duas vezes, até ficar dourado e seco, cerca de 10-20 minutos, dependendo da espessura das fatias. Retire do forno e deixe arrefecer.

Coloque aipo, óleo, vinagre, tomate e cebola em uma tigela de salada grande.

Polvilhe com sal e muita pimenta e mexa.

Encha uma tigela grande com água da torneira e deixe o pão de molho por cerca de 3 minutos. Esprema suavemente as fatias até que estejam secas, depois esmague-as na saladeira. Misture bem e deixe descansar por 15 a 20 minutos (ou até uma hora). Pouco antes de servir, provar, ajustar o tempero se necessário e misturar com manjericão.

❖ *Salada de pão integral com frutos secos*

Retire os tomates e o manjericão e substitua a cebola por 2 chalotas médias.

Na etapa 2, misture o aipo ou funcho e vista com 1 xícara de chá de frutas secas picadas (figos, tâmaras, damascos, cerejas, cranberries ou passas são todos bons) e 1 colher de sopa de salva fresca picada.

Decore com avelãs torradas ou amêndoas.

CAPÍTULO V: DIFERENÇA ENTRE GORDURAS BOAS E GORDURAS MÁS

São necessárias grandes fontes de gorduras saudáveis para nutrir o seu cérebro, coração e células, bem como o seu cabelo, pele e unhas. Alimentos abundantes, particularmente gorduras ômega-3 chamadas EPA e DHA, são especialmente importantes e podem reduzir doenças cardiovasculares, melhorar seu humor e ajudar a prevenir a demência.

Durante anos, nutricionistas e médicos têm pregado as vantagens de uma dieta pobre em gordura. Foi-nos dito que reduzir a quantidade de gordura que comemos é a chave para perder peso, controlar o colesterol e prevenir problemas de saúde. Mas quando se trata de sua saúde mental e física, simplesmente "cortar a gordura" não é suficiente.

A pesquisa mostra que mais do que a soma total de gordura na sua dieta, são os tipos de gordura que você come que realmente importam. As gorduras más acrescentam ao seu colesterol e ao seu risco de doenças específicas, enquanto as gorduras benéficas têm o efeito oposto, protegendo o seu coração e defendendo a sua saúde em geral. De facto, as gorduras grandes - como as gorduras ómega 3 - são absolutamente essenciais não só para a sua saúde física, mas também para o seu bem-estar emocional.

- **Adicione gorduras saudáveis à sua dieta**

- Gorduras monoinsaturadas: São

óleos vegetais como o óleo de canola, óleo de amendoim e azeite, bem como abacates, nozes, amêndoas, avelãs, etc; e sementes como sementes de abóbora, sésamo, chia, etc.

- Gorduras Polinsaturadas: Estes são os ácidos gordos Omega-3 e Omega-6 encontrados em peixes gordos como o salmão, arenque, cavala, anchovas, sardinhas e alguns suplementos de óleo de peixe de água fria. Outras fontes de gorduras polinsaturadas são óleos não aquecidos de girassol, milho, soja, linhaça e nozes.

- **Reduza ou elimine as gorduras más da sua dieta**

- Gorduras saturadas: Encontra-se principalmente em fontes animais, incluindo carne vermelha e produtos lácteos integrais.

- Gorduras Trans: Você é encontrado em encurtadores de vegetais, algumas margarinas, bolachas e doces, lanches, alimentos fritos, produtos de panificação e alimentos processados adicionais feitos com óleos vegetais parcialmente hidrogenados.

Quando você se concentra em gorduras saudáveis, um bom lugar para começar é reduzir a ingestão de gorduras saturadas. As gorduras saturadas encontram-se principalmente em produtos de origem animal, como a carne vermelha e os produtos lácteos integrais.

As aves de capoeira e os peixes também contêm gordura saturada, mas menos do que a carne vermelha. Outras fontes de gordura saturada incluem óleos vegetais tropicais, como óleo de coco e óleo de palma.

- *Formas fáceis de reduzir a gordura saturada*
  ✓ Coma menos carne vermelha (vaca, porco ou cordeiro) e mais peixe e frango.

✓ Tente comer cortes magros de carne e ficar com a carne branca, que tem menos gordura saturada.

✓ Assar ou grelhar em vez de fritar.

✓ Retire a pele do frango e retire o máximo de gordura possível da carne antes de cozinhar.

✓ Fique longe de carnes, legumes, empanadas e frituras.

✓ Escolha leite magro e queijos magros, como o mozzarella, se possível. Desfrute de produtos lácteos com alto teor de gordura com moderação.

✓ Utilize óleos vegetais líquidos, como azeite ou óleo de canola, em vez de banha de porco ou manteiga.

Uma gordura trans é uma molécula de

gordura normal que foi dobrada e deformada durante um procedimento chamado hidrogenação. Durante este procedimento, o óleo vegetal líquido é aquecido e misturado com hidrogénio gasoso.

Os óleos vegetais parcialmente hidrogenados tornam-nos mais estáveis e menos propensos à deterioração, o que é muito bom para os fabricantes de alimentos, mas muito mau para si.

Nenhuma quantidade de gordura trans é boa para ti. As gorduras trans somam-se aos principais problemas de saúde, desde doenças cardíacas até ao cancro.

- ***Fontes de gorduras trans***

Muitas pessoas pensam em margarina quando imaginam gorduras trans, e é verdade que algumas margarinas estão cheias delas. No entanto, a principal fonte de gorduras trans na dieta ocidental provém de produtos de padaria e snacks preparados comercialmente:

- **Biscoitos** - biscoitos, bolachas, bolos, muffins, cascas de bolo, massa de pizza, e alguns pães como pães para hambúrgueres.

- **Comida frita** - donuts, batatas fritas, frango frito, nuggets de frango e cascas de tacos duros.

- **Aperitivos - batatas fritas**, milho e tortilhas; doces; pipocas embaladas ou no microondas.

- **Gorduras sólidas** - margarina em pau e encurtamento vegetal semi-sólido

- **Produtos pré-misturados** - mistura para bolo, mistura para panquecas e mistura para bebida de chocolate

Durante as compras, leia os rótulos e procure por "óleo parcialmente hidrogenado" nos componentes. Mesmo que os alimentos declarem estar isentos de gorduras trans, esta componente torna-os suspeitos.

Com a margarina, escolha as versões

soft tub e certifique-se de que o produto tem zero gramas de gordura trans e não contém óleos parcialmente hidrogenados.

Ao comer fora, coloque alimentos fritos, biscoitos e outros produtos assados em sua lista de "pular". Fique longe desses produtos a menos que você saiba que o restaurante removeu gorduras trans da sua comida.

Afasta-te da comida rápida. A maioria dos estados não tem regulamentos de rotulagem de fast food, e pode até mesmo anunciá-lo como livre de colesterol quando cozido em óleo vegetal.

Quando você sair para jantar, pergunte ao seu criado ou pessoa no bar em que tipo de óleo o seu alimento será cozinhado. Se for óleo parcialmente hidrogenado, corra na direcção oposta ou pergunte se a sua comida pode ser preparada com azeite, que a maioria dos restaurantes tem em stock.

Ok, então você realiza que você tem que

evitar gorduras saturadas e gorduras trans... mas como você começa o mais melhor para suas gorduras monounsaturated e polyunsaturated que todos mantem discutir sobre?

As fontes mais benéficas de gorduras monoinsaturadas e polinsaturadas saudáveis são os óleos vegetais, nozes, sementes e peixe.

- Cozinhe com azeite de oliva. Use azeite de oliva para cozinhar no fogão, em vez de manteiga, margarina em pau, ou banha de porco. Para assar, experimente canola ou óleo vegetal.

- Come mais abacates. Experimente em sanduíches ou saladas ou faça guacamole. Além de serem carregados com gorduras saudáveis para o coração e o cérebro, eles são uma refeição que enche e é agradável.

- Pega nas nozes. Você também pode adicionar nozes a pratos vegetarianos ou usá-los em vez de migalhas de pão em

frango ou peixe.

- Aperitivo com azeitonas. As azeitonas são ricas em gorduras monoinsaturadas. Mas ao contrário da maioria dos outros alimentos ricos em gordura, eles são um lanche de baixa caloria se consumidos sozinhos. Experimente-as simplesmente ou faça uma tapenade para se molhar.

- Prepara a tua própria salada. Os pensos comerciais são frequentemente ricos em gorduras saturadas ou feitos com óleos de gordura trans. Produza os seus próprios molhos saudáveis com azeite de oliva prensado a frio, óleo de linhaça ou óleo de gergelim de alta qualidade.

Uma boa gordura pode tornar-se má se o calor, a luz ou o oxigénio a danificarem. As gorduras polinsaturadas são as mais delicadas. Os óleos ricos em gorduras polinsaturadas (como o óleo de linhaça) devem ser refrigerados e armazenados num recipiente opaco. Cozinhar com estes óleos também danifica as gorduras.

- **_Ácidos gordos ómega-3:_**
supergorduras para o cérebro e
coração

Os ácidos gordos ómega 3 são uma espécie de gordura polinsaturada. Embora todos os tipos de gorduras monoinsaturadas e polinsaturadas sejam excelentes para si, as gorduras ómega-3 estão a revelar-se particularmente benéficas.

Ainda estamos a aprender sobre as muitas vantagens dos ácidos gordos ómega 3, mas a investigação demonstrou que podem:

✓ Prevenir e reduzir os sintomas da depressão
✓ Proteger contra perda de memória e demência
✓ Reduzir o risco de doença cardíaca, derrame e câncer

✓ Aliviar a artrite, dores nas articulações e condições inflamatórias da pele

✓ Manter uma gravidez saudável

Os ácidos gordos ómega 3 estão muito centrados no cérebro. A pesquisa mostra que eles desempenham um papel vital na função cognitiva (memória, capacidade de resolução de problemas, etc.) e também na saúde emocional.

Obter mais ácidos gordos ómega 3 na sua dieta pode ajudá-lo a combater a fadiga, a aguçar a sua memória e a equilibrar o seu humor. Estudos têm demonstrado que ômega-3s podem ser úteis no tratamento da depressão, transtorno de déficit de atenção/hiperactividade (TDAH) e depressão maníaca.

Existem muitos tipos diferentes de ácidos gordos ómega 3, tais como o peixe: A fonte alimentar mais benéfica dos ómega 3.

As gorduras ómega 3 são uma espécie de ácido gordo essencial, o que significa que são essenciais para a saúde, mas o seu corpo não as pode produzir. Você só pode obter ácidos graxos ômega-3 da comida.

As fontes mais benéficas são os peixes gordos como o salmão, arenque, cavala, anchovas ou sardinhas, ou suplementos de alta qualidade de óleo de peixe de água fria. O atum albacora enlatado e a truta do lago também podem ser grandes fontes, dependendo de como os peixes foram criados e processados.

Alguns indivíduos evitam os crustáceos porque estão preocupados com o mercúrio ou outras possíveis toxinas nos peixes. No entanto, a maioria dos especialistas concorda que as vantagens de comer duas porções por semana destes peixes gordos de água fria são muito benéficas.

Se é vegetariano ou não gosta de peixe,

ainda pode tomar a dose de ómega-3 comendo algas (que são ricas em DHA) ou um suplemento de algas e cápsulas de óleo de chia.

CAPÍTULO VI:
A QUALIDADE DAS PROTEÍNAS

As proteínas dão-nos energia para nos levantarmos e seguirmos em frente. As proteínas alimentares são separadas em vinte aminoácidos que são as unidades básicas do corpo para o crescimento e energia, e são cruciais para a manutenção das células, tecidos e órgãos.

A falta de proteínas na nossa dieta pode retardar o crescimento, diminuir a massa muscular, diminuir a imunidade e enfraquecer o coração e o sistema respiratório.

A proteína é especialmente crucial para os jovens, cujos corpos crescem e se movimentam diariamente.

O cálcio é um dos nutrientes chave que o seu corpo precisa para se manter forte e saudável. É um componente essencial da saúde óssea ao longo da vida em homens e mulheres, entre muitas outras funções importantes.

Aqui estão algumas orientações para a inclusão de proteínas na sua dieta inteligente:

Experimente uma variedade de tipos de proteínas. Quer seja vegetariano ou não, experimentar diferentes fontes de proteína - como feijões, nozes, sementes, ervilhas, tofu e produtos de soja - abrirá novas opções para desfrutar de refeições saudáveis.

✓ Produtos de soja: Experimente tofu, leite de soja, tempeh e hambúrgueres vegetarianos para variar.

✓ Fique longe de nozes salgadas ou açucaradas e feijão frito.

✓ Feijão: Feijão preto, feijão branco, grão-de-bico e lentilhas são boas escolhas.

✓ Nozes: Amêndoas, nozes e pistácios são boas escolhas.

Reduza o tamanho das suas porções de proteína. A maioria dos indivíduos nos Estados Unidos comem demasiada proteína. Tente ficar longe da proteína sendo o centro da sua comida. Deve concentrar-se em porções iguais de proteínas, grãos integrais e vegetais.

Você também deve comer fontes de proteína de qualidade, como peixe fresco, frango ou peru, tofu, ovos, feijão, ou nozes. Quando você come carne, frango ou peru, compre carne que não contenha hormônios ou antibióticos.

O resultado final é que é crucial prestar atenção ao que vem com proteínas nas suas escolhas alimentares. Fontes vegetais de proteína, como feijão, nozes e grãos integrais, são excelentes escolhas porque fornecem fibras saudáveis, vitaminas e minerais. Os frutos secos são também uma excelente fonte de gorduras saudáveis.

As melhores opções de proteína animal são peixes e aves. Se você gosta de carnes vermelhas, como carne de vaca, porco ou cordeiro, obtenha os cortes mais magros, escolha porções moderadas e faça delas apenas um componente ocasional de sua dieta, por várias razões.

Há evidências substanciais de que a substituição da carne vermelha por carne vermelha em peixes, aves, feijões ou frutos secos pode ajudar a prevenir doenças cardíacas, e que a redução da carne vermelha pode reduzir o risco de diabetes.

As carnes transformadas, em particular, têm estado mais estreitamente ligadas às doenças cardiovasculares e à diabetes, pelo menos em parte devido ao seu elevado teor de sódio.

Você e os seus ossos beneficiarão de comer muitos alimentos ricos em cálcio. É aconselhável consumir uma dose diária de magnésio e vitaminas D e K (nutrientes que ajudam o cálcio a cumprir a sua função).

Os níveis sugeridos de cálcio são 1000 mg por dia, 1200 mg se tiver mais de cinquenta anos de idade. Tome um suplemento de vitamina D e cálcio se não obtiver os nutrientes certos na sua dieta.

- **Estas são as grandes fontes de cálcio:**
    -
    ✓ **Lacticínios:** Os produtos lácteos são abundantes em cálcio numa forma que é facilmente digerível e absorvida pelo organismo. As fontes incluem leite, iogurte e queijo.
    ✓ **Vegetais:** Muitos vegetais, especialmente os verdes folhosos, são fontes ricas de cálcio. Experimente grelos, mostarda,

folhas de couve, couve, couve, alface romana, aipo, brócolis, funcho, abóbora, feijão verde, couve-de-bruxelas, espargos e cogumelos crimini.

✓ **Feijão:** Para uma fonte diferente de cálcio, experimente feijão preto, feijão pinto, feijão vermelho, feijão branco, feijão de olhos pretos ou feijão cozido.

CONCLUSÃO

Uma alimentação saudável começa com um excelente planeamento. Terás ganho metade da batalha de uma dieta saudável se tiveres uma cozinha bem equipada, muitas receitas rápidas e simples e muitos snacks saudáveis.

- ***Faça suas refeições por semana ou até mesmo por mês***

Uma das melhores maneiras de ter uma dieta saudável é preparar a sua própria comida e comer regularmente. Escolha algumas receitas saudáveis que você e seus entes queridos gostam e estabeleça um horário de refeições ao seu redor.

Se você comer barato, ainda é crucial considerar a qualidade e a pureza dos alimentos que você compra. A forma como os alimentos são cultivados ou criados influencia a sua qualidade e também a sua saúde. Os alimentos biológicos reduzem os riscos potenciais para a saúde e o ambiente decorrentes dos pesticidas, da irradiação e dos aditivos. Um investimento na sua comida hoje pode poupar-lhe dinheiro nas suas contas de saúde mais tarde.

Aqui estão algumas maneiras de economizar seu dinheiro quando você compra alimentos orgânicos de alta qualidade:

Compre a melhor qualidade possível para os alimentos que você mais come. Desta forma você reduz sua exposição a coisas como pesticidas, herbicidas e antibióticos, enquanto aumenta o valor nutricional de seus alimentos. Os alimentos orgânicos têm níveis mais elevados de antioxidantes e várias vitaminas e minerais como a vitamina C, cálcio, magnésio e ferro.

Utilizar as poupanças de rendimento

alimentar para comprar alimentos de maior qualidade. Se possível, concentre-se na compra de fontes de carne e produtos lácteos orgânicos, alimentados com erva ou de acesso livre, devido à provável maior concentração de antibióticos e hormonas que lhe podem ser transmitidos.

Ensina-te a ti próprio. Quando você entende qual produto tem mais resíduos químicos (e qual tem menos) você pode escolher comprar alimentos orgânicos ou alimentos de fazendeiros locais que não usam produtos químicos, e outros cultivados convencionalmente.

Experimente cozinhar nos fins de semana ou um dia por semana, e faça comida extra para congelar ou reservar para uma noite especial. Cozinhar à frente poupa tempo e dinheiro, e é gratificante saber que tem uma refeição caseira à espera de ser consumida.

Desafie-se a preparar 2 ou 3 jantares

que podem ser preparados sem ter que ir à loja, usando coisas da sua despensa, congelador e prateleira de especiarias. Um delicioso jantar de massa integral com um molho de tomate rápido ou uma rápida e fácil quesadilla de feijão preto em uma tortilha integral (entre inúmeras outras receitas) pode agir como sua refeição favorita quando você está simplesmente muito ocupado para fazer compras ou cozinhar.

Comer alimentos saudáveis não tem de ser caro. Na verdade, preparar suas próprias refeições pode ser uma boa maneira de ajudar sua família a economizar dinheiro. Seja original e divirta-se fazendo isso!

- *Algumas dicas para poupar dinheiro preparando alimentos saudáveis:*

Substitua a proteína vegetal pela proteína da carne em algumas das suas refeições, particularmente se tiver tendência para comer carne na maioria das refeições. As leguminosas, particularmente quando compradas na sua forma seca, custam muito menos do que a carne.

Descubra um grande mercado agrícola onde os vegetais locais são vendidos. Frequentemente você pode encontrar ofertas incríveis em produtos realmente frescos. Além disso, se você se aproximar do fim do mercado, os vendedores geralmente vendem o que resta a preços ainda mais baixos.

Comprar por atacado. Encontre uma mercearia que venda grãos, legumes, nozes, sementes e outros itens a granel. Guarde os alimentos em frascos de vidro para os manter frescos.

Faça a sua própria versão de itens como molhos para salada ou smoothies. Vão ficar muito mais saudáveis se fizeres o teu e forem muito simples.

 - *Molho de salada simples:* azeite,

vinagre, mostarda, ervas e um pouco de sal e pimenta.

- **Bata:** ½ banana, 6 morangos, um punhado de mirtilos, líquido de sua escolha (ou seja, um pouco de suco natural ou leite magro) e misture até ficar homogêneo.

- **Embale um almoço:** Traga sobras ou compre ingredientes para fazer o seu próprio almoço. Vais poupar montes de dinheiro e ser mais saudável para ti.

- **Uma dieta inteligente pode incluir lanches:** Os lanches podem ajudar a manter o nosso nível de glicose no sangue mais ainda, dando-nos energia constante em vez dos altos e baixos mais comuns no nível de energia.

- **Ideias inteligentes para lanches**

Frutas e nozes - Esta fantástica combinação dá-nos fibra e proteína para um lanche nutritivo. Coma um pedaço de fruta fresca e um punhado de nozes. Uma excelente combinação é a fruta com manteiga de nogueira espalhada por cima.

Iogurte parfait - Iogurte natural com baixo teor de gordura e frutas frescas mistas. Usando iogurte natural você decide quanto adoçante adicionar. Da mesma forma, tente adicionar um toque de baunilha ou canela para sabores diferentes. Para um lanche mais satisfatório, adicione uma pitada de cereais ou granola.

Pipocas - Faça as suas próprias pipocas leves para um excelente e saboroso snack. Até podes ser aventureiro com especiarias. Tente adicionar caril, pó de cebola ou qualquer outra coisa que goste.

Hummus e vegetais - O grão-de-bico no hummus fornece muita fibra e proteína; não tem colesterol e é um lanche muito satisfatório e saboroso.

E se eu simplesmente não tiver tempo para cozinhar? Este é um ditado padrão de indivíduos que não reconhecem o quão simples e rápido pode ser preparar suas próprias refeições e começar a comer mais saudável.

Comece por adicionar mais uma refeição em casa a cada semana. Cozinhar e comer de forma saudável é como qualquer outra habilidade. É preciso um pouco de prática para aperfeiçoar. Por isso, não te preocupes se ficares frustrado ao princípio. Não faz mal queimar o arroz ou cozer demais os legumes.

Depois de algumas tentativas, tornar-se-á mais simples e rápido. Comece com pratos fáceis. Cozinhar e comer de forma saudável não tem de ser desconcertante.

Agora sim, desejo-lhe o melhor em seus resultados, e lembre-se, tudo é prático; teoria sem ação não tem utilidade para você.

Um grande abraço, o teu amigo Jessy!

Pela maneira, quando você alcança seus

resultados pouco a pouco, eu recomendo-o altamente, se você quiser aprender sobre métodos de perder o peso, meu livro, "aprenda a maximize seu metabolism", é um livro que eu sou certo lhe ajude muito em seu trajeto à "saúde boa".

Sem mais delongas, você pode encontrá-lo no motor de busca da Amazônia por seu título ou procurando meu nome como: "Jessy M. Brown"... Mais uma vez, desejo-lhe sucesso nos seus resultados!